MALADIES DE LA BOUCHE

TRAITEMENT

DE

LA PÉRIOSTITE

ALVÉOLO - DENTAIRE

PAR LE

Dʳ E. DUNOGIER

MEMBRE DE LA SOCIÉTÉ DE MÉDECINE ET DE CHIRURGIE DE BORDEAUX
ET DE LA SOCIÉTÉ DE STOMATOLOGIE DE PARIS,
VICE-PRÉSIDENT DE LA SOCIÉTÉ DES DENTISTES DU SUD-OUEST.

BORDEAUX

G. GOUNOUILHOU, IMPRIMEUR DE LA FACULTÉ DE MÉDE

11 — Rue Guiraude — 11

—

1894

MALADIES DE LA BOUCHE

TRAITEMENT

DE

LA PÉRIOSTITE

ALVÉOLO - DENTAIRE

PAR LE

Dr E. DUNOGIER

MEMBRE DE LA SOCIÉTÉ DE MÉDECINE ET DE CHIRURGIE DE BORDEAUX
ET DE LA SOCIÉTÉ DE STOMATOLOGIE DE PARIS,
VICE-PRÉSIDENT DE LA SOCIÉTÉ DES DENTISTES DU SUD-OUEST.

BORDEAUX

G. GOUNOUILHOU, IMPRIMEUR DE LA FACULTÉ DE MÉDECINE

11 — Rue Guiraude — 11

1894

MALADIES DE LA BOUCHE

TRAITEMENT

DE

LA PÉRIOSTITE ALVÉOLO-DENTAIRE[1]

Dans l'une de nos dernières séances, sur la demande d'un de nos collègues, je fis connaître ma manière de procéder dans le traitement de la périostite alvéolo-dentaire.

Si je reviens aujourd'hui sur cette question, c'est que je tiens à l'exposer avec un peu plus de développements que je n'ai pu le faire dans une réponse improvisée et au cours d'une séance passablement chargée.

Comme j'ai en vue ici le seul traitement, je ne vous décrirai point la symptomatologie de l'affection; je ne dirai rien de l'anatomie pathologique; je vous épargnerai de même l'historique de la question.

Cependant, je crois devoir rappeler les tentatives faites récemment pour débaptiser cette maladie, que la plupart des auteurs français désignent aujourd'hui sous le nom d'*arthrite*, plus en harmonie avec les découvertes de quelques anatomistes, et plus particulièrement de Malassez. D'après cet auteur, en effet, le tissu fibreux unissant la dent à l'alvéole, et qu'on avait jusque-là regardé comme un périoste, ne serait autre chose qu'un ligament !

[1] Communication faite à la Société des Dentistes du Sud-Ouest, dans la séance du 19 octobre 1893.

Je n'insiste pas sur ce point spécial, encore controversé du reste, et qu'une communication du Dr Guénard vous a fait connaître tout au long [1]

En attendant que les auteurs se soient mis d'accord à ce sujet, je conserverai ici à l'affection le nom de *périostite*, sous lequel elle est le plus connue.

Au point de vue de l'étiologie, la périostite alvéolo-dentaire est :

1° Traumatique ;

2° Toxique ;

3° Spontanée ;

4° Consécutive à une lésion de l'organe dentaire.

D'après l'intensité des phénomènes inflammatoires, la périostite doit être divisée en :

1° Périostite subaiguë.

2° Périostite aiguë.

3° Périostite suraiguë phlegmoneuse. { Phlegmon simple. / Phlegmon diffus.

4° Périostite chronique. { Simple. / Purulente. / Kystique.

Enfin, à côté de ces divisions et subdivisions, il me paraît nécessaire d'en admettre quelques autres, répondant du reste à l'observation clinique et qui me permettront de mettre un peu d'ordre dans l'exposition du traitement. Ces divisions reposent sur l'état de la dent affectée ; je les résumerai ainsi dans le tableau suivant :

Périostites consécutives à une inflammation de la pulpe (pulpo-périostites)........ { Sans carie apparente. \ Usure du bord libre. / Caries du deuxième degré. { Non obturées. } Obturées. \ Carie du troisième degré.

Périostites consécutives à.... { une carie du quatrième degré. / la nécrose de l'organe.

[1] *Bulletin de la Société des Dentistes du Sud-Ouest*, 1891.

Je diviserai le traitement en :

a. Traitement abortif ;
b. Traitement curatif ;
c. Traitement palliatif.

a. TRAITEMENT ABORTIF.

Le traitement abortif, plutôt médical, consiste en badigeonnages, compresses, emplâtres de capsicum, cautérisations ignées et autres, applications de sangsues, scarifications sur la gencive, bains de pieds sinapisés, purgatifs, etc.

En dehors de la teinture d'iode pure ou aqueuse (solution iodo-iodurée), de l'acide chromique, dont je me contente dans les cas légers, le mélange auquel j'ai recours le plus habituellement est le suivant :

Teinture d'iode............) ãã 5 grammes.
Teinture d'aconit..........)
Chlorhydrate de cocaïne...... 2 à 10 centigrammes.

Je me suis souvent bien trouvé de petites compresses d'ouate imbibées de la solution suivante :

Solution concentrée de chlor-
    hydrate de potasse .... 10 grammes.
Ch'orhydrate de cocaïne...... 20 à 50 centigrammes.

interposées entre la gencive et les lèvres ou les joues, et renouvelées de temps en temps.

A côté de ces moyens, d'une efficacité assurément incontestable, mais suffisants seulement dans les cas bénins, il en est heureusement de plus actifs, tels les cautérisations ponctuées sur la gencive, le long de la racine ou des racines, et les sangsues qui, employées à temps et avec discernement, constituent un moyen héroïque de traitement.

On a dit beaucoup de mal de ces applications de sangsues, mais j'en ai entendu dire tant de bien, par nombre de clients reconnaissants, que je continuerai à les recommander chaque fois que l'occasion s'en présentera.

En raison de la répugnance des malades et de certains inconvénients ou dangers, fort rares du reste, on a essayé des scarifications et des ventouses; malheureusement, les scarifications, si elles sont faciles, sont fort peu efficaces, parce qu'on n'a pas encore inventé la ventouse rêvée, et je crains bien qu'on n'arrive pas à la trouver pour des raisons d'ordre purement anatomique!

Les injections de morphine, si elles n'ont aucune action sur la marche de l'affection, sont au moins d'un précieux secours pour combattre les douleurs si intolérables de la périostite et, malgré leur discrédit non moins immérité que celui des sangsues, il sera bon d'y recourir plus souvent qu'on ne le fait!

Dans certains cas de pulpo-périostites, je me suis bien trouvé de la formule suivante :

Aconitine cristallisée......	Un quart de milligramme.
Gelsémine...............	1 milligramme.
Valérianate de quinine....	5 centigrammes.

Pour une pilule.

Deux ou trois pilules par jour, jusqu'à cessation complète des accidents.

Dans un cas, cette médication amena même, en quelques heures, une disparition complète de tous les accidents, que les divers moyens employés jusque-là n'avaient pu enrayer; il s'agissait, il est vrai, d'un cas non douteux de pulpo-périostite d'origine paludéenne [1], qu'on rencontre assez fréquemment à Bordeaux. D'autres fois, j'ai employé avec succès le salicylate de soude et l'antipyrine, dont je n'abuse point.

Je ne m'arrêterai pas aux autres moyens cités plus haut, qui ont leurs indications et leurs contre-indications; mais, en présence de la périostite, il sera bon de n'en négliger aucun, parce que cette négligence peut devenir la source d'accidents de la plus

---

[1] *Comptes rendus de la Société de Stomatologie de Paris*, 1889, p. 95.

haute gravité, les cas de mort n'étant pas rares à la suite de cette affection. (Demons, Pietkiewicz, Magitot, Galippe, Miller, de Berlin.)

b. TRAITEMENT CURATIF.

Dans le paragraphe précédent, j'ai dit, en parlant du traitement abortif, qu'il était plutôt médical; celui dont je vais m'occuper maintenant est tout entier du domaine de la chirurgie dentaire; c'est, du reste, celui dont les dentistes se sont le plus occupés et le plus préoccupés.

Laissant de côté, pour le moment, la périostite phlegmoneuse, je prends l'affection suivant l'ordre établi dans le troisième tableau.

S'il n'y a point de carie apparente, on devra tout d'abord, cela va sans dire, recourir au traitement abortif; mais si l'affection n'a pas mine de vouloir s'amender, il faut résolument ouvrir la cavité pulpaire.

On se comportera de même dans les caries du deuxième degré, à moins cependant que l'affection n'ait été causée par une obturation intempestive, auquel cas il suffira le plus souvent de désobturer la dent.

Au troisième degré des caries, le *modus faciendi* se trouve de beaucoup simplifié. Le plus souvent, un pansement direct sur la pulpe, aidé de quelques-uns des moyens déjà connus, amènera une amélioration rapide; après quoi, on procédera à la destruction de cette pulpe; car si je n'ai jamais été partisan du coiffage (aujourd'hui, du reste, presque partout abandonné), même dans la pulpite simple, à plus forte raison, je le condamne d'une manière absolue dans la pulpo-périostite.

Si, au contraire, il y a étranglement de cette pulpe et menace de phlegmon, il faut la débrider rapidement et procéder à son extraction.

J'aborde maintenant le traitement de la périostite dans les caries du quatrième degré, et, par dents cariées au quatrième degré j'entends celles dont les canaux sont libres de tout élément nerveux et vasculaire vivant, que cette destruction se soit opérée spontanément ou à la suite de cautérisations et que la dent ait été préalablement obturée ou non. Ici, le traitement est encore moins compliqué, sauf le cas où il faut désobturer la dent, ce qui est loin d'être toujours facile; mais il n'y a, en somme, ici comme précédemment, qu'à procéder au nettoyage des canaux et à leur asepsie; car, ce n'est pas tout que de guérir momentanément la périostite, il faut faire son possible pour l'empêcher de se reproduire.

Une multitude d'agents ont été préconisés dans ce but: ceux qui m'ont donné les résultats les meilleurs et les plus rapides sont les suivants :

Le bichlorure de mercure, préconisé, il y a déjà longtemps, par mon excellent collègue et ami le Dr Redard, professeur à l'École dentaire de Genève. Seulement, le degré de sa solution m'a toujours paru un peu faible; c'est pourquoi je l'ai remplacée par une solution alcoolique à 1 %, autrement énergique et qui me sert en même temps à désinfecter mes instruments, sondes, tire-nerfs, etc., lesquels ne passent jamais, dans la même bouche, d'une dent à l'autre sans avoir été flambés ou plongés dans ce liquide.

On a accusé le bichlorure de noircir les dents: je puis affirmer qu'il n'en est rien. S'il reste, par la suite, une teinte noirâtre, c'est qu'on aura négligé de bien enlever tous les détritus organiques venant souiller la dent.

En même temps que le bichlorure, l'air chaud m'a donné d'excellents résultats, et c'est peut-être mon meilleur antiseptique du reste, je ne vous apprends rien en vous disant qu'aucun procédé de désinfection ne vaut la chaleur.

Une foule de ferments sont détériorés à une température de 55° à 60°, et c'est là une température qu'il est facile d'atteindre, voire même de dépasser, en usant de quelques ménagements, tant à l'égard de la dent que des malades qui ne m'en ont jamais paru incommodés, bien qu'ils en aient grand'peur tout d'abord. En

même temps qu'il est un très bon moyen pour détruire les micro-
bes ou certains d'entre eux, l'air chaud serait un moyen excellent
pour les déceler, si besoin était. La plupart des microorga-
nismes qui hantent en si grand nombre nos canaux dentaires
sont, comme vous savez, très *aromatiques :* à la suite d'une insuf-
flation d'air chaud, il s'en dégage une odeur telle que le patient
en est *lui-même* incommodé.

Je ne vous décrirai point par le menu la toilette longue et minu-
tieuse de ces canaux, vous la connaissez aussi bien que moi; après
avoir procédé à leur désinfection, j'introduis une dernière mèche
imbibée de la solution au bichlorure, lorsque le pansement doit
être renouvelé à courte échéance. Si ce dernier doit rester plusieurs jours en place, je lui substitue un coton imprégné d'essence
de canelle et d'iodoforme.

On peut justement reprocher à ces deux substances de laisser
dans la bouche une odeur et un goût aussi persistants que désa-
gréables; c'est pourquoi nombre de praticiens ont cru devoir rem-
placer l'iodoforme par l'aristol, le salol, etc. L'iodoforme m'a
rendu de tels services que je n'aurai garde d'y renoncer encore,
et ce n'est pas notre excellent collègue Robinson qui m'en blâ-
mera. Il a l'avantage d'être très peu soluble, en sorte que reste-
rait-on six mois sans déboucher la dent, on l'y retrouverait encore
en grande partie, quoique plus ou moins amalgamé, suivant l'état
de l'organe. Donc, fût-elle faible, son action du moins a l'avantage
d'être durable, et n'est-on pas obligé de faire des pansements,
pour ainsi dire quotidiens, comme avec la plupart des autres
antiseptiques, ce qui est bien un avantage pour tout le monde et
une compensation.

On est même allé jusqu'à nier son action; voici cependant
comment s'exprimait à son égard, il y a quelques jours à peine,
M. le Dr Brissaud, au Congrès des sciences de Besançon : « C'est,
dit cet auteur, un des antiseptiques *les plus puissants;* tout en
diminuant la virulence des staphylocoques, il augmente l'énergie
des leucocytes! »

Dès la deuxième ou troisième visite, j'espace mes pansements, en un mot je temporise; or, la temporisation, surtout lorsqu'elle est un peu aidée, est encore un excellent mode d'antisepsie, « le séjour des bactéries dans notre organisme leur faisant perdre peu à peu leur virulence »; c'est, du reste, ce qui explique certaines guérisons spontanées, même dans les périostites suppurées.

Périostite suppurée. — C'est surtout dans la périostite suppurée que cette temporisation a sa raison d'être.

Si le dentiste est malheureusement appelé à traiter un trop grand nombre de périostites suraiguës, il n'est consulté la plupart du temps que lorsque le mal est fait, c'est-à-dire lorsque le phlegmon est ouvert ou sur le point de s'ouvrir.

Dans ces conditions, sa conduite est toute tracée; s'il existe une collection purulente au niveau de la gencive, il faut l'ouvrir le plus rapidement et le plus profondément possible, alors même que la fluctuation ne serait pas très nette. Inutile de dire que cette ouverture doit toujours être faite dans la bouche et non du côté de la joue, comme cela se pratique trop souvent encore, surtout au maxillaire inférieur.

Dans les cas où l'on sera appelé à temps, il faudra se hâter de trépaner la dent et, si besoin est, l'alvéole; ce faisant, on s'évitera à soi-même et l'on évitera au malade bien des ennuis.

Si l'on se trouve en présence d'un phlegmon étendu, il ne faut pas hésiter à supprimer la dent. Dans les cas ordinaires, lorsque l'état aigu aura un peu disparu, on commencera le véritable traitement curatif, consistant en injections antiseptiques par le canal dentaire et par le trajet fistuleux, alternativement, les premiers jours, de manière à bien faire pénétrer le liquide dans tous les coins et recoins de l'alvéole. Quelques praticiens se contentent de faire ces injections par le canal ou par les canaux radiculaires, préalablement élargis, affirmant que, dans tous les cas, ils ont vu le liquide sortir du côté de la gencive. Je me permets d'élever quelques doutes à cet égard, à moins cependant qu'ils n'aient eu l'heureuse chance de ne rencontrer que des racines parfaitement droites, ce qui est loin d'être l'ordinaire, comme chacun sait.

C'est encore au bichlorure que je m'adresse le plus souvent et la solution forte à laquelle je donne la préférence; mais comme j'injecte quelques gouttes seulement, j'ai l'habitude de faire précéder ces injections d'injections à 1 %₀, poussées avec un peu de force, de manière à distendre et déglutiner les tissus infectés et préparer les voies à la seconde.

Ces jours-ci j'ai eu l'occasion de revoir un jeune homme auquel j'avais, dans la même séance, ouvert un abcès, fait des injections, asséché et obturé la dent *provisoirement,* et qui a pu accomplir sans encombre un voyage de deux mois, la petite plaie de la gencive étant parfaitement cicatrisée.

Cependant, je crois qu'il ne faudrait pas trop compter là-dessus, et ce n'est pas ma manière de procéder habituelle. En temps ordinaire, je répète les injections plusieurs jours de suite, après quoi j'abandonne celles-ci pour m'en tenir aux seules mèches que vous connaissez.

Périostite chronique. — Les divers traitements que je viens d'indiquer s'appliquent naturellement à la périostite chronique; mais c'est ici surtout qu'il convient d'être circonspect et qu'il ne faut pas se hâter d'obturer.

En ce qui me concerne, c'est seulement lorsque les dernières mèches, que je renouvelle de moins en moins souvent, ne présentent plus aucune trace de souillure, que je me décide, après avoir bourré le canal d'iodoforme, à faire une obturation provisoire, à laquelle je ne toucherai qu'au bout de quatre à cinq semaines et souvent au delà. Passé ce délai, j'obture définitivement.

Avant de parler d'opérations un peu plus compliquées, imaginées surtout en vue du traitement de la périostite chronique suppurée, je crois le moment venu de dire quelques mots de l'obturation des canaux.

Doit-on les obturer? Ici, les opinions sont partagées. Tandis que les uns tiennent pour l'obturation, d'autres la croient inutile, estimant que la nature saura se charger de ce soin, comme l'a démontré Malassez; pour moi, je la trouve dangereuse. L'École américaine, dont nous adoptons parfois un peu trop hâtivement les idées et les méthodes, et qui se déjuge si souvent, semble revenir un peu de son enthousiasme à cet égard, et nombre de praticiens d'outre-mer semblent s'en préoccuper beaucoup moins.

Notre collègue Diparraguerre, élevé un peu à cette école, s'il n'a pas abandonné cette pratique, en a tout au moins entrevu les inconvénients et les a prudemment palliés, d'une manière fort ingénieuse, à l'aide de ses tiges métalliques, faciles à enlever à la première alerte sérieuse.

Pour moi, je me contente d'obturer la lumière du canal, dans une étendue d'environ 2 à 3 millimètres. Au début, j'employais l'or; aujourd'hui, je me sers plus habituellement de gutta-percha, de ciment ou d'amalgame de cuivre. J'affirme que cette méthode m'a toujours parfaitement réussi; les récidives ne sont pas plus fréquentes qu'avec l'obturation des canaux et, de plus, elle a l'avantage de laisser, en cas d'accident, une porte ouverte ou du moins facile à ouvrir.

Frappés de la difficulté et de la longueur du traitement de la périostite chronique suppurée, quelques chirurgiens ont imaginé deux modes de traitement un peu plus expéditifs, je veux parler de la greffe, pratiquée pour la première fois par le professeur Alquié (de Montpellier) et de la trépanation de l'alvéole, inventée, il y a une douzaine d'années, par Martin (de Lyon).

La greffe dentaire, à laquelle j'ai eu recours quelquefois, est trop connue pour que j'en parle; l'opération de Martin l'est un peu moins peut-être et a subi quelques modifications. Cette opération consiste, comme vous le savez, à enlever à l'alvéole, vers le sommet de la racine, une rondelle osseuse, à l'aide d'une petite couronne de trépan, montée sur le tour, et, par cette ouverture, à réséquer le sommet de cette racine. Pietkiewicz se sert d'une couronne un peu plus étroite, mais réséque aussi la racine; d'autres se contentent de faire, par cette ouverture, des injections antiseptiques et le curettage. Les uns comme les autres se déclarent également satisfaits de ces divers procédés. Personnellement, je ne vous en dirai rien, ne les ayant jamais mis en pratique.

c. TRAITEMENT PALLIATIF.

C'est évidemment le plus simple, si l'on peut appeler cela un traitement. Fort à la mode il y a quelques années, personne, aujourd'hui, n'ose plus l'avouer, bien que tout le monde en use plus ou moins et soit heureux de pouvoir en user dans maintes circonstances où il rend de signalés services, permettant d'éviter aux patients bien des ennuis et bien des souffrances. Ce traitement, vous l'avez tous nommé, c'est le drainage, c'est le *tout à l'égout!* Pour ma part, j'y ai recours quelquefois; souvent même, dans des cas de périostites récidivées, j'ai eu le regret de ne pouvoir le mettre en pratique, me trouvant en présence de canaux trop profondément obturés.

C'est même le traitement par excellence de la périostite provoquée par la présence d'un kyste *odontopathique*, lorsque ce kyste est encore en communication avec le canal radiculaire, à moins qu'on ne préfère les procédés d'Alquié ou de Martin.

Quant à ces poussées permanentes de périostite, amenées par la présence de dents ou de racines nécrosées, poussées que, suivant l'expression de Magitot, « on peut considérer comme autant d'efforts du maxillaire pour se débarrasser de ces corps devenus étrangers », il n'est pas besoin de dire qu'il faut aider la nature, en les supprimant le plus tôt possible!

Pour ne pas trop allonger cette communication déjà bien longue, quoique j'aie cherché à me résumer le plus possible, je ne parlerai ni des périostites traumatiques ni des périostites toxiques; mais, avant de clore ce travail, je veux répondre à une question qui me fut adressée dans une de nos dernières séances.

La périostite est-elle susceptible d'une guérison définitive? Je n'hésite pas à répondre par l'affirmative. Plus j'avance dans la pratique, plus je crois à sa curabilité, en dehors, bien entendu, des cas extrêmes, et sans qu'il soit besoin de recourir aux opérations dont j'ai dit un mot tout à l'heure; mais il faut souvent beaucoup de patience et de temps, car, sans compter les clients, nous avons à lutter contre nombre d'ennemis qui viennent entraver nos efforts ou même détruire en quelques heures ce que nous avons déjà fait.

Chacun de nous a certainement à son actif un nombre considérable de dents, même des dents atteintes de périostites suppurées, dont la guérison ne s'est pas démentie depuis bien des années, tandis que d'autres, au contraire, ont récidivé après six mois, un an et plus, sans qu'il soit survenu, du côté de la couronne, ni carie nouvelle ni désagrégation de l'obturation.

Faut-il, dans ces derniers cas, accuser le dentiste, comme on le fait trop souvent, et attribuer ces récidives à de simples phénomènes de rétention, comme le veulent les théoriciens de nos jours?

Mais vous savez tous que les périostites dues à cette dernière cause n'ont pas l'habitude de rester si longtemps sans récidiver et que quelques jours y suffisent.

Il faudrait donc, à mon humble avis, en chercher les causes ailleurs. La plus commune est sans contredit le refroidissement.

Quelque attention et quelques soins que vous ayez apportés au traitement d'une dent, vous ne ferez pas que cet organe redevienne une dent normale; ce sera toujours un *locus minoris resistentiæ* et, partant, plus exposée qu'une autre, sans même qu'il soit besoin de toujours faire intervenir la présence d'un microbe oublié. Sont-ils donc si rares les cas où l'on voit des dents absolument saines frappées *spontanément,* tandis qu'à côté d'elles, d'autres, cariées depuis longtemps, sont épargnées?

Un de nos confrères de Paris, le Dr Hugenschmidt, signalait il y a quelque temps à la Société de Stomatologie des cas de récidives survenues à la suite de la grippe; j'ai eu, pour ma part, l'occasion d'en observer plusieurs. Qui connaît la grippe, et tout le monde la connaît aujourd'hui, n'en sera nullement étonné; c'est une maladie infectieuse au premier chef et, ainsi que l'a dit un de mes maîtres, M. le professeur Verneuil, « les maladies infectieuses, comme les traumatismes, ont pour effet de réveiller les propathies locales et générales. »

A côté de la grippe et sur le même plan, nous pouvons placer l'intoxication paludéenne dont je vous ai rappelé un exemple un peu plus haut.

Je n'en dirai pas plus long sur les maladies infectieuses, j'arrive aux diathèses.

Je ne crois pas que les diathèses, même le rhumatisme, soient à elles seules capables de produire une périostite alvéolo-dentaire; je n'en dirai pas autant à l'égard de la pyorrhée ou arthrite alvéolaire infectieuse, avec laquelle on l'a confondue quelquefois, bien que toute confusion nous semble impossible.

Ce qui est incontestable, par exemple, c'est que les diathèses sont autant de causes prédisposantes. Certaines périostites passées à l'état chronique semblent affecter toutes les allures d'un véritable rhumatisme; mais je ne crois pas que ce soit là une raison suffisante pour en faire une classe à part, car il faudrait alors admettre de même la périostite scrofuleuse, cataméniale, etc.

Enfin, en plus des maladies infectieuses, des traumatismes, des diathèses, etc., il est encore d'autres ennemis avec lesquels il faut compter : ces derniers sont d'ordre physiologique, je veux parler de la grossesse et de la menstruation.

La grossesse, en amenant une stase sanguine dans tout le réseau capillaire, a pour effet de produire ces gingivites rebelles, si bien décrites par notre ancien maître le professeur Pinard, et en même temps des périostites au niveau des dents cariées, des récidives sur d'autres qui semblaient depuis longtemps guéries.

Ainsi se trouve justifié cet adage, vieux comme le monde : « Chaque enfant, une dent, » quand ce n'est pas plusieurs; ce qui n'arriverait pas ou, dans tous les cas, arriverait moins si « la plus belle partie du genre humain » mettait un peu plus de hâte à réclamer nos soins, un peu plus de zèle et de patience à se laisser soigner convenablement!

Il y a quelques années, M. le Dr Fourrier, à l'occasion de sa thèse inaugurale, eut l'idée d'aller demander « aux plus savants maîtres parmi les accoucheurs de Paris et aux plus autorisés parmi les dentistes leur opinion, afin de savoir si l'on doit toucher à la bouche des femmes enceintes ou si l'on doit attendre l'accouchement et la fin de l'état puerpéral, pour intervenir par un traitement approprié ».

Ceci est une digression, mais comme elle m'a paru intéressante pour des praticiens, je vous demande la permission de rapporter cette consultation, au moins en ce qui concerne la carie dentaire. Tous s'accordent, naturellement, à dire qu'il faut soigner les dents cariées; mais tous ne sont pas du même avis, au point de vue de l'obturation.

« M. *Pinard* : Dans les caries, on doit éviter l'obturation définitive, se contenter des pansements et, *au maximum,* d'une obturation provisoire. »

M. *Budin* recommande de faire soigner les caries par le traitement habituel.

M. *Magitot* ne voit pas de modifications à apporter dans le traitement des caries dentaires durant la grossesse.

Pietkievicz juge prudent de ne faire que des obturations provisoires.

M. *Lecaudey* évite une trop vive irritation dans le traitement des caries durant la grossesse.

Pour moi, voici ma manière de procéder : pour les dents simplement atteintes de caries des deuxième et troisième degrés, je les soigne et les obture définitivement comme si de rien n'était, à moins cependant qu'il ne s'agisse d'opérations longues et fatigantes comme certaines aurifications; quant aux caries du quatrième degré et aux dents atteintes de périostites, même légères, je me contente d'une obturation provisoire ou même je ne les obture pas du tout, suivant que la grossesse est plus ou moins avancée.

J'arrive à la menstruation, et j'ai fini. Quoique son action soit moins désastreuse sur les dents, elle n'en est pas moins certaine. C'est ce qui me faisait dire, il y a déjà longtemps, à propos de la périostite, dans un journal où je publiais des causeries sur les dents : « Certaines *époques*, que les dames connaissent bien, lui donnent un regain d'acuité. » Tous les dentistes les connaissent bien aussi! Pour ma part, la période cataméniale est toujours pour moi un petit sujet de préoccupation; aussi lorsque j'ai doublé sans encombre ce cap des tempêtes, je suis beaucoup plus hardi et aussi plus rassuré pour mes obturations définitives!

J'allais oublier la ménopause... mais vous m'y auriez fait penser!

Je vous demande la permission de revenir sur l'obturation des canaux dentaires; c'est là une question tellement importante pour le praticien qu'on ne saurait trop l'approfondir. Je vous apporte quelques observations trouvées, ces jours-ci, en parcourant les comptes rendus de la Société de Stomatologie de Paris, et communiquées à cette Société par le Dr Galippe ([1]), avec lequel je suis heureux de me trouver en communauté d'idées, à propos de l'obturation de ces canaux :

Obs. I. — Mme A... fait obturer à *New-York* sa première grosse molaire inférieure droite. Après avoir reçu l'assurance que cette obturation durerait toute sa vie, cette dame s'embarqua à bord d'un transatlantique où, dès le lendemain, elle fut prise d'une périostite aiguë. Pendant toute la traversée, elle souffrit sans répit et sans autre soulagement que celui que pouvait lui procurer le médecin du bord. A son arrivée à Paris, cette dame était exténuée. La fluxion était dans son plein et il n'y avait pas de fluctuation. Je me mis en devoir de désobturer la dent; cette opération fut aussi longue que pénible (les canaux étaient obturés avec de l'amalgame). *Ce ne fut qu'avec les difficultés et la fatigue les plus grandes que je parvins au bout de ma tâche.* Une fois la dent désobturée, la périostite suivit la marche ordinaire et la malade guérit de ses accidents.

Obs. II. — Mme Am... avait sa première grosse molaire inférieure droite aurifiée; cette aurification avait demandé plusieurs heures. Pendant trois années, il ne se passa rien; mais, à partir de cette époque, il se forma sur

([1]) *Comptes rendus de la Société de Stomatologie*, t. I, p. 150 et suiv.

la gencive une série de petits abcès qui s'ouvrirent et se fermèrent spontanément. Enfin, il se déclara de la périostite chronique, traversée par des accidents aigus, et l'intervention s'imposa. Il fut très facile d'enlever l'or; mais, les canaux ayant été obturés au pyrophosphate, *il fallut un travail extrêmement long et pénible pour détruire cette substance obturatrice.*

Obs. III. — M. Aug... se présente à ma consultation pour une périostite chronique, avec exacerbations aiguës, développée sur la seconde grosse molaire inférieure gauche. Cette dent *avait été obturée par un dentiste américain.* Pendant quelques mois, tout avait bien été; mais les accidents de périostite s'étaient déclarés, bien que la guérison définitive eût été affirmée de la façon la plus absolue. Dans ce cas encore, les canaux avaient été obturés avec du pyrophosphate. *Je passe sur les détails du long et désagréable tête-à-tête que j'eus avec mon malade pour désobturer les canaux.* Il faut avoir subi cette épreuve, soit comme patient, soit comme opérateur, pour s'en faire une idée exacte : les accidents cessèrent et la dent fut ultérieurement obturée de nouveau.

Obs. IV. — Au mois de juillet dernier, mon ami le Dr E. Dupuy m'amena *un Américain venu à Paris pour visiter l'Exposition.* Ce malade avait une périostite suraiguë, développée au niveau de la première petite molaire supérieure gauche. Cette dent était obturée depuis quatre mois et n'avait jusqu'alors donné naissance à aucun accident.....

. . . .

Cette dent étant obturée à l'amalgame, *la désobturation fut extrêmement pénible et douloureuse. Le canal radiculaire avait également été obturé à l'amalgame.*

Comme il faut que tout ait une fin, je me bornerai à ces quelques citations, que nous pourrions multiplier à l'infini si chacun de nous voulait apporter son contingent!

En relatant ces cas malheureux, je n'ai point voulu faire le procès d'une École, mais montrer simplement que la méthode préconisée par elle ne met nullement à l'abri des récidives. De plus, elle est fort encombrante.

Celle que j'ai conseillée, comme celle de notre excellent collègue Diparraguerre n'ont pas la prétention d'être plus infaillibles; mais, tout en donnant des résultats au moins égaux (nous avons une assez longue expérience pour pouvoir parler ainsi), elles ont l'avantage de permettre, en cas d'accident, d'arriver aisément au sein du foyer, sans être obligé de se livrer, dare ! dare ! à un labeur aussi fatigant pour l'opérateur que douloureux pour le malade. Avec la première même, on peut, au moyen du drainage pratiqué à quelques millimètres au-dessus du collet, arriver à procurer un soulagement assez rapide, souvent immédiat, sans faire souffrir le patient ; puis, la crise passée, désobturer la dent tout à loisir !

Bordeaux. — Imp. G. GOUNOUILHOU, rue Guiraude, 11.

138

DU MÊME :

**Des causes de la chute prématurée ou tardive des liga-
tures.** — Paris, 1875, Parent, éditeur.

De l'érysipèle rhumatismal (*Archives générales de Médecine et de Chirurgie*, 1878).

Contribution à l'étude des opérations préliminaires,
en collaboration avec M. le Dr MAGITOT, membre de l'Aca-
démie de Médecine (*Gazette des Hôpitaux*, 1882).

**De l'emploi du chlorhydrate de cocaïne en chirurgie
dentaire** (*Semaine médicale*, mars 1885).

**Deuxième note sur l'action anesthésique du chlorhy-
drate de cocaïne.** — 1885, Blanquie, éditeur.

Du traitement interne de l'odontalgie (Communication à
la Société de Stomatologie et au Congrès dentaire de Paris,
1889).

Anesthésie locale par le chlorhydrate de cocaïne. (Congrès dentaire de Paris).

Anesthésie locale par le chlorure de méthyle (Congrès
dentaire de Paris).

**Un cas nouveau d'hétéropie de la dent de sagesse
inférieure, suivi de phlegmon** (Société de Médecine et
de Chirurgie de Bordeaux et Société des Dentistes du Sud-
Ouest).

Accidents muqueux de la dent de sagesse (Communication à la Société de Médecine et de Chirurgie de Bordeaux,
1893).

**Ostéo-périostite du maxillaire supérieur; abcès per-
sistant de la voûte palatine** (Communication à la Société
de Médecine et de Chirurgie de Bordeaux, 1894).

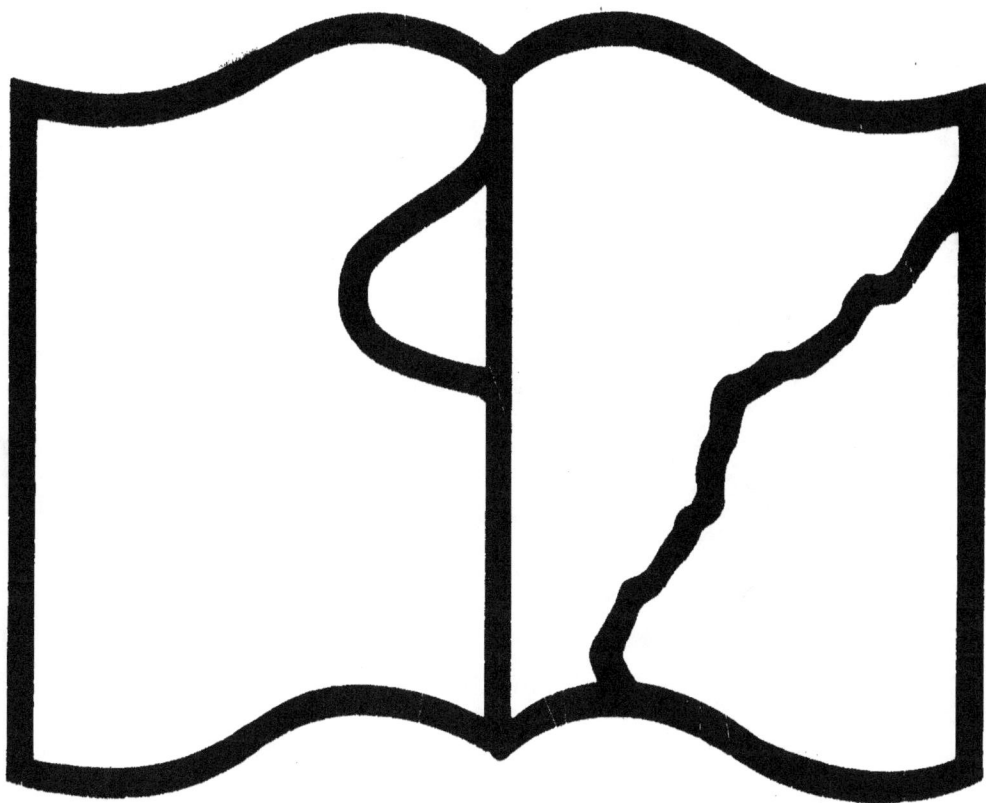

Texte détérioré — reliure défectueuse

NF Z 43-120-11

www.ingramcontent.com/pod-product-compliance
Lightning Source LLC
Chambersburg PA
CBHW050440210326
41520CB00019B/6010